PROPOSITIONS GÉNÉRALES

SUR

LA PHYSIOLOGIE, LA PATHOLOGIE

ET LA THÉRAPEUTIQUE.

Thèse

PRÉSENTÉE ET PUBLIQUEMENT SOUTENUE
A LA FACULTÉ DE MÉDECINE DE MONTPELLIER, LE 1er JUIN 1835;

PAR M.-P. VERROLLOT,

De Troyes (AUBE);

Sous-Aide;

POUR OBTENIR LE GRADE DE DOCTEUR EN MÉDECINE.

Ce n'est pas *l'irritation* qui est la vie;
c'est *l'association.*

RIBES, *Fondemens de la doctrine universelle*, tome x.

A MONTPELLIER,

Chez Mme Veuve RICARD, née GRAND, Imprimeur,
place d'Encivade, n° 3.

1835.

FACULTÉ DE MÉDECINE
DE MONTPELLIER.

PROFESSEURS.

MM. DUBRUEIL, *Doyen*.	MM. DELMAS.
BROUSSONNET.	COLFIN.
LORDAT.	RIBES, *Examinat.*
DELILE.	RECH.
LALLEMAND, Président.	SERRE.
CAIZERGUES.	BÉRARD, *Examinat.*
DUPORTAL.	RENÉ.
DUGÈS, *Examinat.*	

AGRÉGÉS EN EXERCICE.

MM. VIGUIER.	MM. BOURQUENOD, *Suppl.*
KUHNHOLTZ, *Examinat.*	FAGES.
BERTIN.	BATIGNE.
BROUSSONNET, *Examin.*	POURCHÉ.
DUPAU.	BERTRAND.
TOUCHY.	POUZIN.
DELMAS.	SAISSET.
VAILHÉ.	ESTOR.
FUSTER.	

La Faculté de Médecine de Montpellier déclare que les opinions émises dans les Dissertations qui lui sont présentées, doivent être considérées comme propres à leurs auteurs ; qu'elle n'entend leur donner aucune approbation ni improbation.

A MESSIEURS

LES INSPECTEURS,

MEMBRES DU CONSEIL DE SANTÉ DES ARMÉES.

A MON PÈRE ET A MA MÈRE.

A MON AMI,

Monsieur le Comte de **BONNEVAL.**

PROPOSITIONS GÉNÉRALES

SUR

LA PHYSIOLOGIE, LA PATHOLOGIE

ET LA THÉRAPEUTIQUE.

——■——

AUX HOMMES DE MÉDITATION.

La science renferme deux natures d'hommes bien distinctes.

Il y a des savans qui naturellement préfèrent l'étude des faits généraux à l'étude des faits particuliers; qui naturellement aiment à méditer, à élaborer des faits observés, plus qu'à les recueillir eux-mêmes. Ces savans sont principalement *théoriciens* ou *raisonneurs*.

Il y a d'autres savans qui naturellement préfèrent l'étude des faits particuliers à l'étude des faits généraux ; qui naturellement aiment peu la méditation , le raisonnement ; qui se sentent beaucoup plus actifs lorsqu'il faut analyser, détailler, observer. Ces savans sont principalement *praticiens* ou *expérimentateurs.*

Ces deux natures sont également bonnes, également utiles. Ces deux ordres de savans sont les deux moitiés du corps scientifique ; car la science n'est pas seulement une théorie *ou* une pratique ; elle n'est pas composée seulement de faits généraux *ou* de faits particuliers , mais elle est à la fois une conception *et* une vérification , un *à priori* et un *à posteriori,* une théorie *et* une pratique. — Il n'y a pas de science complète, de science *réelle* sans ces deux ordres de travaux.

Pourquoi , cependant, les hommes de théorie et les hommes de pratique se sont-ils toujours méconnus, repoussés jusqu'à ce jour? — Pourquoi, jusqu'à ce jour, la science n'a-t-elle avancé que par oscillations , que par un passage alternatif des théoriciens aux praticiens, et de ceux-ci aux premiers? — Pourquoi, en un mot, y a-t-il eu successivement , dans la science, des *époques dogmatiques* et des *époques empiriques ?*

C'est que la science est progressive ; c'est que le champ des connaissances ne s'est étendu que lentement, progressivement. — De manière qu'une théorie qui embrassait tous les faits connus à un moment donné, se trouva plus tard dépassée par

l'acquisition de nouveaux faits, et devint insuffi-
sante.

Mais dans l'intervalle de temps qui sépare une
théorie devenue vieille d'une théorie plus large,
il s'opère un double mouvement de l'esprit humain, un double travail de démolition et de re-
construction, de critique et d'organisation.

Par opposition à l'ancienne théorie, on rejette
d'abord toute théorie. Ce premier moment est le
règne exclusif des hommes de détails. Ceux-ci sont
merveilleusement propres à combattre la vieille
théorie, et à l'enterrer sous les masses de faits nouveaux qu'ils recueillent avec ardeur. Mais arrive
bientôt un autre moment où la critique n'ayant
plus de valeur, toutes ces ruines, tous ces faits
entassés sans ordre, produisent un véritable en-
combrement dans la science. Alors s'opère un re-
virement de l'intelligence, qui de nouveau se porte
vers l'étude des faits généraux, afin de donner un
lien et une forme à tous ces matériaux qui jon-
chent le sol.

Ainsi la science a toujours marché.

Cependant ce double mouvement de décompo-
sition et de recomposition était subordonné à un
autre mouvement plus général de la science.

De tout temps l'esprit humain a remarqué, dans
l'étude des êtres, deux ordres de faits distincts
que l'on a désignés, les uns sous les noms de phénomènes matériels, physiques, organiques, les au-

tres sous les noms de phénomènes spirituels, dynamiques, vitaux.

Or, la science procéda à l'étude de ces deux ordres de faits comme nous avons dit qu'elle procédait à l'égard des théories en particulier (celles-ci n'étant que les formes de plus en plus larges que revêtaient ces deux ordres de faits), c'est-à-dire qu'elle se porta successivement, alternativement de l'un à l'autre.

On peut donc dire que de tout temps la science a oscillé entre deux doctrines générales, basées chacune sur une manière particulière d'envisager l'*être*.

Ces deux doctrines sont le *spiritualisme* et le *matérialisme*, qui, sous mille noms divers, avant et depuis Pythagore et Hippocrate, Épicure et Asclépiade, se sont disputés jusqu'à ce jour le champ entier de la science.

Mais il est remarquable qu'en alternant ainsi de l'une à l'autre, ces deux doctrines ont mutuellement grandi au lieu de s'affaiblir par leur antagonisme. Il est remarquable aussi que les faits que chacune d'elles étudiait spécialement se sont également accrus en nombre et en valeur. De sorte qu'on peut dire que l'abaissement momentané et alternatif de ces doctrines l'une par l'autre fut pour toutes deux autant d'occasions de renforcement et de progrès.

Et, en effet, cela ne pouvait être autrement.

Aucune de ces deux doctrines ne devait périr, puisque toutes deux sont fondées sur des faits exprimant la réalité.

Seulement elles furent toujours en lutte, parce qu'elles étaient exclusives dans leur manière d'observer l'*être*.

Chacune d'elles se posait comme cause de l'autre et subordonnait celle-ci. Chacune croyait seule posséder la vérité.

Tandis que toutes les deux avaient également raison. Et, au lieu de se combattre, de se séparer continuellement, elles devaient chercher à s'unir, à se compléter l'une par l'autre.

Mais cette union ne pouvait s'opérer que par une manière plus générale de comprendre l'*être*, que par une nouvelle conception qui servît de lien aux deux anciennes, en donnant autant d'importance aux faits locaux qu'aux faits généraux, aux ressemblances qu'aux différences, en fesant également ressortir l'*unité* que la *diversité* dans tous les êtres, dans tous les phénomènes.

Or, il est évident que cette nouvelle doctrine serait dans la *réalité*, puisqu'elle s'appuierait sur deux ordres de faits qui se sont toujours développés sans pouvoir se détruire, sur les deux seuls modes d'investigation que possède l'esprit humain pour arriver à la connaissance des êtres.

Il est évident que cette nouvelle doctrine serait la seule *réelle*, la seule *positive*, puisqu'elle appor-

terait la paix là où règne la lutte ; puisqu'elle mettrait l'équité là où règnent l'injustice et la partia-
lité ; puisqu'elle inspirerait l'amour là où existent
la haine et l'hostilité.

Cette nouvelle conception, chacun aujourd'hui
doit la désirer et la chercher; car on doit être las
de se disputer.

Mais pour cela il faut sentir que les deux natures
dont nous avons parlé en commençant sont également bonnes ; que les hommes de théorie et les
hommes de pratique font œuvres également utiles.

Il faut sentir que l'on ne doit pas chercher à
faire de la théorie plutôt que de la pratique, et
vice versâ ; que l'on ne doit pas donner plus d'importance aux faits de détails qu'aux faits d'ensemble, aux phénomènes matériels qu'aux phénomènes non matériels. Que chacun, au contraire,
doit, avant tout, être ce qu'il est, c'est-à-dire suivre
sa nature intellectuelle et non pas la forcer, chercher à en sortir. Car on ne peut être *vrai* si l'on
n'est pas *naturel.*

Aujourd'hui la réaction contre les théories anciennes subsiste encore quoiqu'elle aille tous les
jours en diminuant. Bien des esprits croient encore
qu'il faut éviter toute idée systématique et s'en
tenir exclusivement à l'étude isolée des faits. Ainsi
le beau idéal de la science est, pour un grand
nombre, le temps où chaque savant aurait une

spécialité bien limitée, bien séparée de toutes les
autres ; et par le mot *spécialité* ils n'entendent pas
étudier sur l'arbre lui-même un des mille rameaux
de la science, mais ils coupent ce rameau, le
séparent du tronc où il puisait sa sève, et alors
qu'il est mort, qu'il est desséché, alors ils l'ana-
lysent, le dissèquent et croient y découvrir la vie !
— C'est ce même esprit qui fait que les thèses présentées aux Facultés sont presque toutes des travaux de détails le plus souvent secs et arides, des
recueils d'observations, des monographies, des
recherches minutieuses sur telle ou telle fibre, sur
telle ou telle altération organique, des matériaux
enfin plus ou moins bien enregistrés, emmagasinés.
— Ces travaux, sans doute, ont leur valeur ; mais
seuls ils ne peuvent constituer la science, et annon-
cent le peu de vie de celle-ci. Car la science ne vit
pas seulement d'analyses consciencieuses, d'observations exactes, de dissections bien faites ; elle
vit encore d'idées générales, de formules, de con-
ceptions, d'hypothèses. La science n'a pas seulement des bras qui demandent à remuer, à palper,
à broyer ; elle a encore un cerveau qui veut penser,
réfléchir, combiner...

Mais, heureusement, ce mouvement qui en-
traînait toutes les intelligences vers l'étude exclusive du morcellement, et qui, par conséquent, fe-
sait souffrir beaucoup de cerveaux pour lesquels
ce genre de travail est pénible et fatigant lors-

qu'il ne se lie pas à des vues plus générales ; heureusement, dis-je, ce mouvement commence à s'arrêter. Déjà des savans parlent de doctrines, de réorganisations scientifiques. Cette tendance est d'autant plus favorable, que les théories qui doivent en surgir ne présenteront plus le caractère exclusif et hostile des anciennes théories, parce qu'elles auront pour fondement deux notions inconnues ou mal connues avant notre époque, les notions du *progrès* et de l'*harmonie universelle*.

L'École de Montpellier est destinée à jouer un rôle important dans cette nouvelle direction des savans. De tout temps elle dépassa l'École de Paris dans l'étude des faits généraux de la vie. Moins absorbée que celle-ci dans les agitations de la vie pratique, moins riche en travaux spéciaux et éphémères, elle a l'avantage d'une situation plus calme et plus favorable pour les travaux d'élaboration et de longue haleine. L'École de Montpellier renferme en elle des élémens qui se développent en silence, et qui ne tarderont pas à constituer un corps scientifique neuf et complet. Le Vitalisme et l'Organicisme, qui sont chacun une moitié de la science, forment, à Montpellier, deux groupes beaucoup mieux dessinés que partout ailleurs, et sont représentés par des savans d'un mérite égal. Car si le professeur Lordat est le digne émule et successeur de Barthez, le professeur Dugès ne se fait pas moins remarquer, autant par la variété de ses connaissances que par la finesse de son analyse. C'est du contact de ces deux doctrines, plus intime dans cette Faculté que dans les autres, c'est de leur frottement plus facile et plus souvent répété que doivent sortir les germes de la nouvelle science de l'homme. Déjà même on peut dire que le mouvement des idées se dirige vers ce point ; que la combinaison des deux doctrines commence à s'opérer. Car n'entendons-nous pas un des organes les plus éminens de cette Faculté, enseigner nettement un principe nouveau d'association entre les savans de tous les partis, invitant ceux-ci à ne plus dissiper dans l'isolement ou de mesquines rivalités, une précieuse activité qu'ils doivent consacrer tout entière au progrès général et particulier de la science.

Nous saisissons avec empressement cette occasion pour exprimer au professeur Ribes l'admiration dont nous a pénétré son dévouement inaltérable pour la science, et le rare talent avec lequel il applique à celle-ci la philosophie la plus élevée de notre siècle. Puisse sa voix, qui de jour en jour rencontre plus d'échos, se faire entendre long-temps encore !

Ce mouvement scientifique qui s'opère dans le sein de l'École de Montpellier, et que nous pourrions encore signaler sur beaucoup d'autres points de la France et de l'Allemagne, ce mouvement est l'indication de la route dans laquelle les savans vont entrer de plus en plus, et vers laquelle tous ceux qui aiment la science et veulent son progrès doivent se diriger.

Telles étaient les idées qui me préoccupaient lorsque je voulus commencer ma thèse. Mon intention était de tracer une histoire générale de la science médicale au point de vue de sa tendance actuelle. Mais n'ayant pas tout le temps dont j'ai encore besoin pour réunir les matériaux de ce travail, j'ai restreint mon sujet à l'exposé de quelques généralités de la science de l'homme, aux points de vue physiologique, pathologique et thérapeutique.

C'est parce que ce travail est très-incomplet que je l'adresse de préférence aux hommes de méditation, dont la nature intellectuelle est de lier et développer ce qui n'est qu'en germe. Car les idées que je leur offre ne sont encore que de simples semences qui attendent pour s'épanouir un sol chaud et fécondé par la méditation.

Les hommes au jugement desquels je me soumets sont donc aussi ceux auxquels je puis demander le plus d'indulgence.

PROPOSITIONS.

———

Rien ne vit isolément.

Tout être n'existe qu'à la condition d'attirer et d'être attiré; en d'autres termes, de se combiner avec tout ce qui l'entoure.

La *vie* c'est donc l'*association*.

L'étude de l'homme, pour être au point de vue *réel*, doit être faite au point de vue *vivant*.

Cette manière d'étudier la vie de l'homme est la seule que l'on puisse appeler *positive*.

Car diviser c'est abstraire.

Et considérer l'homme en dehors des êtres ou des choses qui l'environnent, le considérer isolément dans chacune de ses parties, dans chacun de ses élémens, c'est faire autant d'abstractions.

L'anatomie et la physiologie sont deux *abstrac-tions*.

Car chacune de ces sciences n'envisage la vie humaine que sous un seul de ses aspects.

Ces deux sciences, considérées isolément comme deux *réalités* distinctes, ont servi de base à deux systèmes opposés, à deux manières différentes de concevoir la vie humaine.

Dans l'un de ces systèmes, la physiologie fut appelée la science des *causes* de la vie, la science de l'*âme* et du *principe vital*; et l'anatomie porta le nom de science des *instrumens*, science des *organes*, en donnant à ce mot sa valeur primitive.

Dans l'autre système, on voulut expliquer tous les phénomènes de la vie par l'*organisation maté-rielle* dont les *fonctions* n'étaient que le *résultat*.

Dans ces systèmes, l'anatomie et la physiologie furent alternativement subordonnées l'une à l'autre.

Or, ces deux manières de considérer la vie fu-rent basées sur une *abstraction*; car elles isolaient ce qui est uni, et confondaient ce qui est distinct.

Il n'est pas vrai que la *cause* de la vie soit *en dehors* de l'organisation ou *dans* l'organisation seule.

Il n'est pas vrai que la physiologie soit supérieure à l'anatomie, ou celle-ci à la physiologie.

Mais ces deux sciences sont les deux manières de connaître la vie.

L'anatomie et la physiologie sont les deux faces de l'*être*.

L'anatomie envisage surtout la vie humaine dans ses phénomènes d'organisation, de structure, de diversité, de localisation.

La physiologie considère surtout la vie humaine dans ses phénomènes de fonction, de combinaison, d'unité, de généralisation.

L'anatomie et la physiologie sont donc d'une égale importance.

Les faits *locaux* ont autant de valeur que les faits *généraux*.

Mais ces deux ordres de faits n'ont de valeur *réelle* qu'en tant qu'ils sont liés, combinés.

Car l'*être* c'est les *organes en fonctions*, c'est-à-dire agissant suivant une loi ou un principe de coordination.

Tout fait est donc à la fois anatomique et physiologique, matériel et non matériel. — Tout phénomène est à la fois *local* et *général.*

Ainsi, l'étude de l'homme, pour être *positive*, doit toujours être faite en même temps au point de vue des détails et au point de vue de l'ensemble.

L'*unité* et la *diversité* sont les deux aspects de la RÉALITÉ.

On ne peut séparer l'homme du milieu qui l'entoure ; ce serait sortir de la *réalité*.

Étudier l'homme d'un côté, et le monde extérieur d'un autre côté, c'est faire deux abstractions semblables à celles de l'anatomie et de la physiologie.

Aussi les deux théories qui avaient considéré l'anatomie et la physiologie comme cause ou effet l'une de l'autre, ont également considéré l'homme et le monde extérieur comme cause ou effet l'un de l'autre.

Ainsi, dans l'une de ces théories, l'homme seul est cause efficiente ; en lui seul réside le motif de toutes ses déterminations, de tous ses actes ; le monde extérieur n'a d'autre valeur que celle de déterminer l'homme dans le choix de ses actes.

Dans l'autre théorie, l'activité propre de l'homme est entièrement dépendante de l'action du monde extérieur. L'homme est un être si peu doué de puissance active, qu'il subit forcément toutes les influences extérieures ; son activité propre se réduit à la faculté d'être impressionné, d'être susceptible de recevoir l'action de tous les modificateurs extérieurs ; sa vie, en un mot, c'est l'*irritation*.

Ces deux systèmes sont également dans le vrai

et dans le faux, parce qu'ils n'ont envisagé qu'une face de la réalité.

Il est vrai que l'homme agit puissamment sur le monde extérieur.

Il est vrai que le monde extérieur modifie énergiquement l'activité propre de l'homme.

Mais il est faux que l'homme domine entièrement le monde extérieur, que l'homme soit *libre absolument* de toutes ses déterminations.

Mais il est faux que l'homme soit sous la dépendance absolue du monde extérieur, que l'homme soit soumis à une *fatalité* grossière.

L'action de l'homme et celle du monde extérieur sont égales.

Ce sont les deux aspects d'une même vie.

L'étude de l'homme et celle de tous les êtres qui l'entourent sont donc d'une égale importance.

L'étude de l'homme en tant que combiné en lui et en dehors de lui est donc la seule étude de la vie qui soit *réelle*.

Cependant, dire que l'homme et son milieu exercent l'un sur l'autre une action égale, ce n'est pas prétendre que ces deux actions soient également apparentes dans un même instant.

Le plus souvent, au contraire, l'action de l'homme et l'action du monde extérieur alternent en intensité : il y a entr'elles balancement, oscillation ; il y a, comme on dit, *action* et *réaction*.

Tantôt l'action du monde extérieur est plus prononcée, et alors elle paraît réellement dominer celle de l'homme.

Tantôt l'action de l'homme est plus manifeste, et alors celle du monde extérieur lui semble subordonnée.

Mais, en réalité, ces actions et réactions successives se sont *combinées* de telle sorte, qu'elles arrivent au même résultat; c'est-à-dire qu'en somme, l'homme et le monde extérieur ont éprouvé de part et d'autre une modification égale, modification qui sans cesse exprime une combinaison de plus en plus harmonique entre ces deux élémens.

C'est ce que prouve d'une manière générale la vie progressive de l'humanité.

C'est ce que prouve d'une manière plus spéciale la vie de l'individu, tant dans sa période croissante que dans sa période décroissante; car ces deux périodes ne sont que les deux aspects de la même vie, c'est-à-dire de la vie humaine; avec cette différence que la phase ascendante est le lien progressif qui unit la vie passée de l'individu à sa vie présente, tandis que la phase descendante est le passage également progressif de la vie présente de l'individu à sa vie future; de même, qu'on me passe cette comparaison, quelque incomplète qu'elle soit, de même que notre

planète, en parcourant son orbite, éprouve alternativement des périodes croissante et décroissante de température, de fécondité, suivant qu'elle
s'approche ou s'éloigne de son centre attractif.

Ainsi la vie de l'homme ne doit plus être con-
sidérée comme une *lutte* avec le monde extérieur,
mais comme une *combinaison* de plus en plus
intime, comme une tendance à un état harmonique de plus en plus élevé.

Mais de ce que tout est *lié*, ce n'est pas que
tout ne soit également *distinct*. Unir n'est pas con-
fondre, et il y aurait autant de mal à ne voir
que l'unité des choses sans tenir compte de leur
diversité.

En effet, l'homme et le monde extérieur sont
deux êtres bien *distincts*, mais deux êtres *liés*,
combinés.

On peut très-légitimement les étudier séparé-
ment l'un de l'autre, et par ce moyen mieux apprécier les différences propres à chacun ; mais il
faut reconnaître que cette manière d'étudier est
une abstraction, puisqu'en réalité ces deux êtres
sont unis et présentent autant de points com-
muns que de points différens.

De même pour l'homme en particulier.
On peut d'abord étudier tous ses organes iso-

lément les uns des autres , afin de connaître toutes
les particularités que chacun d'eux présente et
dans sa structure et dans sa vitalité propre ; mais
il ne faut jamais oublier que ces organes sont les
parties diverses d'un même tout , qu'ils n'ont de
vie *réelle* qu'en tant que membres d'une même
association.

En se plaçant à ce point de vue, on arrive à
concevoir que toute action externe ou interne ,
que tout phénomène vivant n'a lieu qu'en vertu
d'un mode *spécifique.*

En d'autres termes , tout phénomène est le
résultat d'une *affinité* entre différentes parties
dont le concours est nécessaire pour la production
de ce phénomène.

Dira-t-on maintenant, avec les vitalistes, que
toutes les fonctions de l'organisme diffèrent tellement entr'elles , qu'elles doivent dépendre d'un
principe vital ou élément spécifique particulier à
chacune d'elles.

Ou bien dira-t-on, avec les organiciens, que
toutes les fonctions ont une si grande anologie
entr'elles, qu'elles doivent toutes se rapporter à
une seule et même cause, *l'irritation.*

Non, puisqu'on reconnaît que toutes les fonctions s'exercent par loi d'élection et par loi de

coordination à la fois. — Puisqu'on reconnaît que tous les organes, ayant un fond *commun* et *particulier*, sont doués en même temps, et d'une affinité *générale* qui les unit entr'eux et avec tout ce qui les entoure, et d'une affinité *spéciale* qui porte chacun d'eux à se combiner de préférence avec tel ou tel autre organe, avec tel ou tel agent extér eur.

Ainsi, en cherchant quelles sont les affinités de nos organes avec les agens extérieurs qui leur correspondent de préférence, on trouve que le canal digestif est constitué pour s'harmoniser avec le bol alimentaire, le poumon avec l'air, la bouche avec les saveurs, le nez avec les odeurs, l'oreille avec les sons, l'œil avec la lumière, la peau avec la chaleur et avec le contact des corps, les organes de la génération de l'homme avec ceux de la femme.

Tel est le véritable sens de la *spécificité* en physiologie.

————————

Passons maintenant à la pathologie, en appliquant à celle-ci la même manière de voir que nous avons employée pour la physiologie.

La science des maladies est aujourd'hui divisée en deux parties distinctes, la *symptomatologie* et *l'anatomie pathologique*.

La première comprend spécialement les désordres *fonctionnels,* la seconde les désordres *matériels.*

Jusqu'ici ces deux manières d'étudier les maladies ont été subalternisées l'une par rapport à l'autre, de même que nous l'avons déjà remarqué pour l'anatomie et la physiologie, pour l'homme et le monde extérieur.

Tantôt les altérations organiques ont été regardées comme la cause des lésions de fonctions, et demandaient nécessairement la plus grande part de l'attention du médecin.

Tantôt les désordres fonctionnels ont été considérés comme exprimant l'état de souffrance d'une cause métaphysique indépendante de l'organisation, et dans cette opinion on dut ne tenir aucun compte des altérations matérielles pour s'attacher exclusivement à l'étude des symptômes.

Or, ces deux modes de connaître les maladies ne peuvent être ni séparés ni réunis d'une manière aussi exclusive.

La symptomatologie et l'anatomie pathologique, étudiées isolément, sont deux abstractions.

Chacune d'elles ne fait connaître la pathologie que sous une de ses faces.

Car la pathologie est l'étude des organes vivans malades.

Et dans une maladie il faut étudier les organes
sous leur double aspect *général* et *particulier*;
c'est-à-dire en eux-mêmes et en tant que liés aux
autres, dans ce qu'ils ont de *propre* et dans ce
qu'ils ont de *commun*.

L'étude des lésions de fonction et celle des lésions matérielles sont donc aussi importantes l'une
que l'autre.

Ces deux ordres de lésions sont corrélatifs, in-
séparables.

Là où il y a lésion de fonction, il y a lésion
d'organes, et *vice versâ*.

Cela ne veut pas dire cependant que toujours
ces deux ordres d'altérations soient également
prononcés.

Tantôt les désordres fonctionnels sont plus ap-
parens que les désordres matériels; tantôt, au
contraire, ceux-ci sont plus manifestes.

Il peut même arriver qu'une maladie se présente sans laisser apercevoir à l'œil sa lésion de
tissu; de même qu'une altération matérielle peut
exister sans être accompagnée d'un désordre fonc-
tionnel bien sensible.

Mais ces deux cas extrêmes ne sont que les deux
points les plus éloignés d'une même série; il n'y
a de différence entr'eux que celle de *plus* et de
moins; et si l'on voulait spécifier davantage cette

différence, on pourrait dire que les lésions matérielles sont généralement plus apparentes dans les
organes où le tissu *vasculaire* prédomine sur le
tissu *nerveux*, et *vice versâ* pour les lésions non
matérielles.

Toujours est-il que les deux natures d'altérations subsistent en même temps ; et lorsque l'une
d'elles est tellement atténuée qu'elle échappe à
notre œil, le raisonnement, en qui nous devons
avoir autant de confiance qu'en nos sens externes,
le raisonnement vient à notre secours pour la
poursuivre et nous démontrer son existence.

Ainsi toute maladie suppose donc une lésion à
la fois *matérielle* et *non matérielle*, à la fois *locale* et *générale*, intéressant à la fois la vie *propre*
et la vie *commune* de chaque organe.

———————

L'état pathologique n'est pas seulement un *de-
gré* de l'état normal.

L'état pathologique n'est pas non plus un état
radicalement distinct de l'état normal.

Mais c'est un état constitué pour un nouveau
mode d'existence ; c'est un état qui *diffère* de l'état
normal, et qui cependant lui *ressemble*.

Car l'homme malade est le même homme qui
était en santé, mais avec des modifications qui
donnent à son nouveau mode de vie un caractère
particulier.

Pour étudier une maladie, il faut donc porter son attention autant sur les phénomènes qui *lient* l'état présent à l'état précédent ou celui de santé, que sur les phénomènes qui *spécifient* cette maladie.

Ce qui veut dire encore que, pour bien apprécier l'état pathologique d'un individu, il faut bien connaître aussi quel est son état normal.

En effet, le même groupe de phénomènes n'est pas constamment l'indication d'un état physiologique identique chez tous les individus. Il exprimera chez les uns l'état normal, chez d'autres un commencement de maladie, chez d'autres, enfin, un état morbide très-différent de l'état de santé.

Ces différences tiennent aux variétés de constitutions.

***

Les maladies ne sont pas produites seulement par la *stimulation* des modificateurs extérieurs.

Elles ne sont pas dues non plus à la simple *spontanéité* de l'activité humaine.

Dans la production des maladies, il y a *concours* de l'activité propre et de l'action du monde environnant.

Toute maladie suppose ces deux ordres de conditions, et non pas une cause exclusive.

Et la nature de la maladie dérive de l'action *combinée* de ces deux ordres de circonstances.

Tantôt l'influence du monde extérieur a eu la plus grande part dans la production de la maladie. — Tantôt celle-ci dépendra principalement de l'individu. — Toujours est-il que la maladie ne sera jamais produite par l'une *ou* par lautre de ces circonstances ; que toutes les deux y *concourront plus* ou *moins*.

De sorte qu'au point de vue général en étiologie, il est aussi utile d'étudier les influences extérieures que les influences propres à l'être.

En d'autres termes, on doit tenir autant compte de la nature du milieu ambiant ou de la constitution médicale, que de la nature de l'individu ou de sa disposition.

Mais, au point de vue particulier en étiologie, on devra fixer son attention, tantôt plus sur les influences étrangères à l'être, tantôt plus sur la disposition individuelle.

Lorsque, opérant par abstraction, on étudiera spécialement l'action du monde extérieur, on devra chercher quelle est ou quelles sont les circonstances qui ont *le plus* d'influence pour produire la maladie, et non pas vouloir y déterminer *une seule* cause, *une* circonstance *isolée*.

De même pour l'individu, on cherchera quel

est l'organe ou quels sont les organes qui étaient *le plus* disposés à la maladie , quels sont ceux qui souffrent *le plus* , et non pas si *un seul* organe y était disposé , si *un seul* souffre.

Car dans nous, comme en dehors de nous , rien n'agit isolément ; et toutes les parties du monde extérieur sont toujours *combinées* entr'elles , aussi bien que tous les organes du corps vivant sont *associés* entr'eux.

De sorte que tout phénomène pathologique est le résultat d'un triple concours d'action , d'une triple combinaison , 1° des circonstances extérieures entr'elles , 2° des organes entr'eux , 5° des organes avec le monde environnant.

Toute action extérieure est à la fois *générale et locale ;* elle intéresse l'individu à la fois dans sa totalité et dans une de ses parties.

Mais cette action extérieure peut être ou *principalement* locale ou *principalement* générale ; elle peut intéresser plus particulièrement un organe ou plus particulièrement l'association entière des organes.

Ainsi, dans l'individu, une maladie sera principalement locale ou principalement générale ; mais toujours elle sera générale et locale à la fois.

Ce qui nous amène à dire que les maladies ne

sont ni *radicalement* distinctes, ni de simples *degrés* les unes des autres.

Car toutes les maladies sont autant de modes de vie différens d'*un même individu ;* c'est un fond commun revêtant des formes diverses.

De sorte qu'au point de vue général, il y a *une* seule maladie et *plusieurs* maladies.

L'unité de maladie étant constituée par l'unité de l'individu , comme la diversité des maladies est caractérisée par la pluralité des organes et des modes d'action du monde extérieur.

———————

Nous avons dit en commençant que la *vie* c'était l'*association.*

La vie de l'homme se manifeste, en effet, par l'association de ses organes entr'eux et avec le monde extérieur.

Plus cette association s'accomplit régulièrement, plus l'homme vit suivant son rhythme normal.

Mais l'harmonie des organes entr'eux et avec le monde ambiant n'est jamais complète ; aussi la *santé* qui exprime cette harmonie n'est-elle jamais parfaite. La santé absolue est même incompatible avec notre nature instable et progressive.

La santé ne peut donc être que *plus* ou *moins* complète.

Or, entre le mode de vie *le plus* harmonique et

celui qui l'est *le moins*, entre l'état physiologique le plus voisin de l'état normal et celui qui en est le plus éloigné, il y a une progression continue de modes de vie différens.

Ce sont ces modes de vie intermédiaires qui constituent toutes les maladies, depuis la plus légère jusqu'à la plus grave.

C'est pourquoi il est si difficile de déterminer une limite tranchée entre l'état de santé et l'état pathologique, à un tel point, que, chez le vieillard qui atteint naturellement le terme de sa carrière, la décroissance successive de toutes les fonctions qui caractérisaient son état adulte s'est opérée dans un tel ordre, avec un tel enchaînement, que la mort peut à peine être regardée comme une maladie; mais elle apparaît presque comme la continuation naturelle de la série décroissante dans laquelle l'homme semble se dépouiller peu à peu des manifestations vivantes qu'il avait successivement revêtues dans la phase ascendante de son existence.

Cependant il peut arriver, et cela arrive fréquemment, que, dans le cours de la vie, une réunion de circonstances particulières à l'homme et au monde environnant, modifie si énergiquement l'état physiologique propre à l'homme et l'éloigne tellement de son type normal, qu'il n'y puisse plus revenir. Ce sont ces maladies promptement mortelles qui changent complètement la fonction de l'homme en tant qu'être humain, et qui le font passer subitement à une destination nouvelle.

Ainsi une maladie est une association plus ou moins vicieuse des organes entr'eux et avec le monde extérieur, un mode de vie plus ou moins éloigné du mode de vie normal.

À chaque manière d'être de l'homme, à chacun de ses modes variés de sentir, de penser et d'agir, correspond un ensemble particulier de circonstances extérieures.

Les variations dans les circonstances qui constituent les différens états de santé et de maladie, se font à la fois dans l'homme et dans le monde environnant.

L'hygiène et la thérapeutique ont pour but de faire correspondre entr'elles les variations qui ont lieu dans les modes d'agir de l'homme et du monde extérieur; l'hygiène s'appliquant surtout à prévenir l'état morbide; la thérapeutique s'occupant spécialement de ramener la vie humaine vers son type normal, lorsqu'elle en a été assez déviée pour éprouver de la souffrance.

De même que, dans la production d'une maladie, la cause est ou principalement dans l'homme, ou principalement en dehors de lui ; de même, dans le traitement d'une maladie, on devra agir ou principalement sur l'homme, ou principalement sur le monde extérieur.

Mais toujours on devra chercher à modifier l'un et l'autre à la fois.

De sorte qu'on peut dire qu'il y a une seule et plusieurs manières de traiter les maladies. Que la thérapeutique est *une* et *triple* à la fois. *Une*, parce qu'elle considère la maladie comme un *tout*, comme un mode d'existence particulier ; *triple*, parce que, tout en agissant *à la fois* sur l'individu et sur son milieu, elle agit *tantôt plus* sur l'individu, *tantôt plus* sur le milieu.

Toutes les méthodes thérapeutiques ont été plus ou moins exclusives, parce qu'elles ont toujours considéré l'homme et son milieu comme étant dans une lutte continuelle, et subalternisés l'un par rapport à l'autre. — Aussi toutes peuvent être comprises entre deux méthodes extrêmes, représentées, l'une par Hippocrate et Sthal, l'autre par tous les médecins mécaniciens ; dont la première, considérant l'activité propre à l'homme comme assez intelligente et assez puissante pour se tirer d'embarras, donnait la plupart du temps au médecin le rôle de simple observateur ; dont la seconde regardait, au contraire, le corps vivant comme un être tellement passif, qu'elle exigeait du médecin une activité continuelle.

La même observation peut être faite à l'égard des différens agens ou moyens thérapeutiques que l'on a employés. Tantôt on n'a eu en vue que de développer la spontanéité humaine, de favoriser la puissance réactive de la *nature* ou de l'*âme*; tantôt on n'a tenu aucun compte de cette activité, et on a cherché seulement à imprimer des modifications sur l'organisme.

Ces deux manières d'agir ne peuvent être séparées; seulement l'une des deux dominera dans un cas plus que dans un autre.

On a divisé les agens thérapeutiques en agens *physiques* et agens *moraux*, suivant qu'ils modifient principalement l'organisme, ou suivant qu'ils servent surtout à favoriser le développement de l'activité propre. — Mais, de même que les mots *physique* et *moral* expriment deux abstractions, de même il n'y a pas d'agens purement physiques et d'autres purement moraux, car tous sont *plus* ou *moins* physiques, comme *plus* ou *moins* moraux.

Tous les agens thérapeutiques forment donc une série dont les deux extrêmes sont, d'une part, les agens les *plus* physiques ou les *moins* moraux, tels que les opérations chirurgicales, les médicamens à hautes doses, etc.; d'autre part, les agens les *plus* moraux ou les *moins* physiques, tels que la parole, le regard, le magnétisme animal, les médicamens à doses infinitésimales, etc.

Un médicament est un ensemble de molécules combinées, formant un tout doué de propriétés spéciales.

Un médicament agit sur l'organisme en vertu d'une affinité propre, c'est-à-dire qu'il exerce une action *spécifique*.

Le sens du mot *spécificité* doit donc être plus étendu qu'il ne l'a été jusqu'ici. — Si on appelle spécifique tout médicament dont le mode d'action sur l'organisme est inconnu, il est évident qu'à ce titre tous les médicamens sont spécifiques. — Car les noms d'irritans, de toniques, de débilitans, de laxatifs, de purgatifs, de vomitifs, etc., dont on a qualifié les médicamens, n'expriment qu'un effet du mode d'agir de ceux-ci, et nullement la nature même de cette action. C'est qu'en réalité la manière d'agir des médicamens sera toujours un fait mystérieux; de même que nous ignorerons toujours ce qu'est *l'affinité*, ce qu'est *la vie*; *pourquoi* et *comment* deux êtres s'attirent et se combinent; *pourquoi* et *comment* un être est tel plutôt que tel autre, agit de telle manière plutôt que de

telle autre manière. — C'est que nous ne connais-
sons la nature des choses que par des effets ou
manifestations.

Un médicament agit sur l'organisme en se com-
binant avec lui, comme l'air et les alimens se combinent avec les organes vivans.

Puisque chaque médicament a une action propre, chacun convient à tel organe plutôt qu'à tel
autre, à tel état de l'organisme plutôt qu'à tel
autre. — Ce qui veut dire que chaque maladie a
un médicament *approprié* ou *spécifique*.

Cependant il serait exclusif de prétendre qu'une
substance médicinale n'a qu'une seule manière d'a-
gir, ne convient que dans un seul cas. — Un médicament, étant un être doué d'une activité propre à lui, est susceptible de modifier son action
dans de certaines limites, suivant les diverses circonstances où il se trouvera.

En effet, un même médicament peut convenir
ou être approprié à plusieurs états morbides. —
Mais ce même médicament ne conviendra pas à
titre égal dans ces diverses maladies. — Il sera toujours plus approprié à l'une qu'aux autres.

Ainsi deux substances médicinales, quelque analogie qu'elles aient entr'elles, ne seront jamais iden-

tiques, et par conséquent ne pourront jamais se
remplacer complètement ; de même qu'un médicament ne convient jamais à une seule maladie.—
Mais les médicamens ont tous des modes d'action
plus ou *moins* semblables , *plus* ou *moins* spécifiques,
et peuvent se remplacer les uns les autres *plus* ou
moins avantageusement. En d'autres termes, il n'y
a pas de médicamens ni exclusivement *spécifiques,*
ni entièrement *succédanés* ; aussi bien que nous
avons dit qu'il n'y avait pas de maladies ni complètement différentes, ni complètement semblables.

Telle est la manière dont on doit concevoir la
spécificité et l'*analogie* en thérapeutique comme en
pathologie.

———————

Ce serait maintenant l'occasion de parler des
différens *principes* suivant lesquels les diverses
méthodes thérapeutiques se sont dirigées pour le
choix du médicament qui convient le mieux à une
maladie et pour la manière dont ce médicament
doit être *préparé* et *administré.*

Ce sujet, qui fut toujours la partie la plus difficile et la plus importante de la médecine , serait
d'autant plus intéressant à traiter, qu'il nous per-
mettrait d'examiner et d'apprécier à sa juste valeur
la discussion qui s'élève aujourd'hui sur les méthodes curatives appelées *allopathique* ou révulsive
et opposée (*contraria contrariis,* etc.) , et homœo-

pathique ou analogue (*similia similibus*, etc.). — Nous aurions pu chercher les rapports et les différences que ces deux méthodes ont entr'elles, déterminer la place de chacune et indiquer les cas où elles peuvent convenir de préférence l'une à l'autre. — Nous aurions voulu aussi aborder la question des doses et des modes de préparations pharmaceutiques, et la présenter sous son véritable jour, en montrant toute l'influence que ces deux circonstances exercent sur la manière d'agir d'une substance médicinale.

Mais le temps ne nous permet pas d'entamer ce sujet, qui demande trop de développemens pour être suffisamment exposé.

Nous résumons donc ainsi tout ce que nous avons dit ou indiqué :

La *vie* de l'homme est une *association* de ses organes entr'eux et avec le monde extérieur. — L'homme et son milieu sont faits l'un pour l'autre ; tous deux tendent vers le même but.

L'état de *santé* est constitué par des modes d'association variés, mais assez semblables pour ne pas changer l'organisation et la fonction propres à l'homme.

L'état de *maladie* est constitué par des modes d'association variés, mais assez éloignés du type normal pour donner à l'homme une manière d'être différente de celle qui lui est propre.

Une maladie est *produite* par un concours d'actions ou de circonstances propres à l'homme et
propres au monde extérieur.

Une maladie est *reconnue, caractérisée* par deux
ordres de lésions matérielles et non matérielles,
locales et générales, c'est-à-dire par un état particulier à la fois anatomique et physiologique.

Une maladie est *guérie* lorsque l'organisme est
revenu d'un mode de vie trop éloigné du type
normal à un autre beaucoup plus rapproché.

L'homme revient à la santé en passant par une
série plus ou moins longue de transformations ou
combinaisons différentes et graduées, de lui avec
ce qui l'entoure, combinaisons dans lesquelles lui
et son milieu s'influencent mutuellement pour ce
but.

De même que des maladies sont *produites* principalement par l'action du monde environnant,
d'autres principalement par la disposition individuelle; de même des maladies sont *guéries* principalement par les agens externes, d'autres principalement par l'activité interne.

Le *traitement* d'une maladie consiste à mettre
en rapport avec l'individu souffrant les agens extérieurs qui sont le mieux appropriés à son mode
de vie présent, pour le faire passer de celui-ci à un
autre plus voisin du type normal.

Un traitement doit toujours être fait au point
de vue de la combinaison des organes entr'eux et

avec le monde environnant, c'est-à-dire qu'un traitement doit toujours être général et local à la fois ; qu'on doit tenir compte en même temps de l'action externe et de l'action interne ; seulement il y aura *du plus* ou *du moins* suivant les cas.

Les agens thérapeutiques ou médicaux agissent tous d'une manière générale et locale à la fois, mais *plus* ou *moins*, et tous sont compris dans une même série, depuis le fer et le feu, comme disaient les anciens, jusqu'aux amulettes et à l'imposition des mains.

Un traitement est rarement simple ; le plus souvent il se compose d'une série de moyens thérapeutiques qui correspondent aux transformations successives de l'organisme tendant vers la guérison.

FIN.